INSTRUCTION

SUR LES

SOUFFRANCES DES ENFANTS

QUI FONT DES DENTS

PAR

A. DELABARRE

Docteur en médecine, Chevalier de la Légion d'honneur, du Christ de Portugal, ancien médecin dentiste de l'hospice des Enfants-Trouvés, des Crèches et Écoles communales, membre de plusieurs Sociétés savantes, etc., etc.

PARIS

IMPRIMERIE JOUAUST

RUE SAINT-HONORÉ, 338

1869

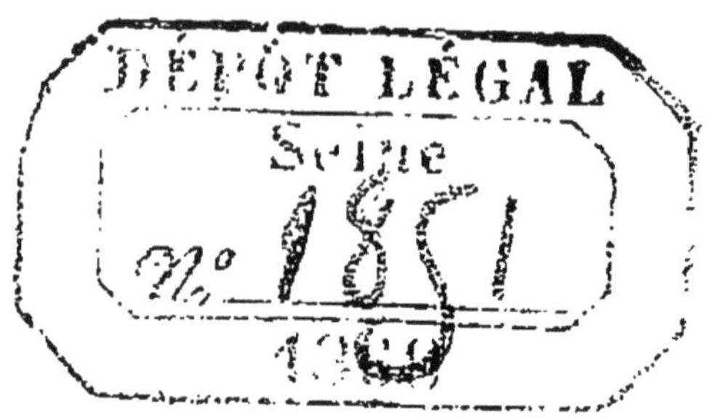

INSTRUCTION

SUR LES

SOUFFRANCES DES ENFANTS

QUI FONT DES DENTS

INSTRUCTION

SUR LES

SOUFFRANCES DES ENFANTS

QUI FONT DES DENTS

PAR

A. DELABARRE

Docteur en médecine, Chevalier de la Légion d'honneur, du Christ de Portugal, ancien médecin dentiste de l'hospice des Enfants-Trouvés, des Crèches et Écoles communales, membre de plusieurs Sociétés savantes, etc., etc.

PARIS

IMPRIMERIE JOUAUST

RUE SAINT-HONORÉ, 338

1869

INSTRUCTION

SUR LES

SOUFFRANCES DES ENFANTS

QUI FONT DES DENTS

Est-il une question plus intéressante et plus digne de fixer l'attention du médecin et de la mère de famille que celle des souffrances des enfants en travail de dentition?

Trouver les moyens de soulager ces chers objets de l'amour et de la sollicitude humaine était d'une importance capitale.

Eh bien, le croirait on? dix-huit cents ans se sont écoulés avant qu'on ait découvert la véritable cause des douleurs et des accidents si graves qui enlèvent chaque année tant d'enfants à la tendresse maternelle, malgré les efforts de la science.

Il a été officiellement constaté, à plusieurs reprises, par les tables de mortalité, que le sixième des enfants (un enfant sur six!) succombait à l'époque si critique de la dentition.

C'est en présence de ce fait que la Société royale de médecine, en 1781, proposa un prix au meilleur mémoire sur la question suivante :

« *Quels sont les moyens les plus sûrs de* « *préserver les enfants en nourrice des* « *accidents auxquels la dentition les ex-* « *pose, et d'y remédier lorsqu'ils en sont* « *atteints ?* »

Cette proposition contient en réalité deux questions : *préserver* et *remédier*.

Pour préserver d'une souffrance ou

d'une maladie, aussi bien que pour la combattre avec succès, la première de toutes les conditions est d'en reconnaître parfaitement la cause, et, si les efforts des praticiens avaient échoué jusque-là, c'était, évidemment, que la véritable cause des accidents de dentition avait échappé à leurs investigations ; ne sachant où combattre, ils restaient impuissants.

Prenons un exemple.

Une épine, si fine qu'elle soit, s'introduit sous la peau : elle engendre de la douleur, du gonflement, une excitation nerveuse violente, de la fièvre et des abcès.

Quels que soient les soins que vous donniez à ces manifestations, ils sont infructueux.

Enlevez l'épine, et aussitôt tous les accidents secondaires disparaissent.

Pourquoi les accidents de dentition ont-ils toujours résisté aux diverses méthodes employées alternativement ? C'est qu'au lieu d'en attaquer directement la cause, toujours ignorée, on en était réduit à en combattre les effets.

Dans ces derniers temps seulement. le flambeau de l'anatomie et des observations plus attentives ont jeté une vive lumière sur cette question.

Des découvertes de la plus haute importance ont été faites et ont enfin permis d'apporter des remèdes efficaces, bien que très-simples, aux souffrances des enfants en travail de dentition.

Il est du devoir de ceux qui ont fait de cette étude la principale occupation de leur vie d'indiquer et de propager de semblables découvertes.

Tel est le but de cette instruction.

La première partie de la question posée en 1781 par la Société royale de médecine consiste à reconnaître les moyens les plus sûrs pour *préserver* les enfants en nourrice des accidents auxquels la dentition les expose ; la seconde partie demande les moyens d'y *remédier* lorsqu'ils en sont atteints.

Pour répondre à la première partie de la question aussi bien qu'à la seconde, il était indispensable de rechercher la véritable cause de ces accidents.

Véritable cause des accidents de dentition.

On a reconnu qu'une erreur bien fatale avait présidé, jusqu'ici, aux soins donnés aux enfants en travail de dentition.

Cette erreur consistait à croire que les dents *perçaient les gencives de force*, à la façon d'un poinçon traversant du parchemin, et à attribuer aux souffrances que devait produire cette perforation violente tous les accidents consécutifs, en sorte que l'unique but auquel on s'attachait était d'obtenir au plus vite ce percement.

On a reconnu que c'était là une illusion, puisque les gencives sont composées de tissus tellement flexibles et élastiques qu'un semblable percement était matériellement impossible ; on a reconnu que les dents, et particulièrement les dents molaires, à large surface, en comprimant les gencives *en dessous*, les forceraient à se distendre outre mesure, mais qu'elles ne pourraient jamais parvenir à les percer, et qu'il résulterait, d'ailleurs, d'une semblable pression, des douleurs tellement intolérables qu'aucun enfant ne pourrait y résister.

C'est alors qu'on a cherché et trouvé l'admirable mécanisme qui préside à la sortie des dents.

On a découvert que les dents, une fois formées à l'intérieur des maxillaires, sont projetées au dehors par suite du développement, *au-dessous d'elles*, des os de la mâchoire, et qu'au fur et à mesure de leur marche progressive vers l'extérieur, il se forme, *en dessus de leur couronne*, un petit bouton rouge, sorte de champignon fongueux et charnu, chargé, par la nature, de ronger, de détruire et d'absorber *au-dessus d'elles* tous les obstacles qui pourraient s'opposer à leur sortie, de façon à ce que jamais les dents n'aient aucun effort à faire pour percer les gencives et paraître au dehors, leur passage se trouvant toujours ainsi préparé à l'avance.

Ce mécanisme, aussi simple qu'ingénieux, explique comment un grand nombre d'enfants font leurs dents sans aucune espèce de souffrance, ce qui semblait inexplicable lorsqu'on supposait que ces petits os étaient dans l'obligation de traverser *de force* des organes aussi délicats et aussi sensibles que les gencives.

La découverte de ce mécanisme a donné la clef d'un autre phénomène, non moins curieux et non moins extraordinaire, également inexpliqué jusque-là.

On savait que les dents dites de lait, une fois sorties et en place, étaient pourvues de racines longues et solides permettant aux enfants de broyer les aliments les plus résistants, mais que, vers l'âge de sept ans, ces premières dents tombaient sans effort, entièrement dépourvues de leurs racines, pour être remplacées par d'autres dents plus fortes et plus en rapport avec les besoins croissants de l'homme mûr.

On ignorait comment ces racines avaient pu disparaître et ce qu'elles étaient devenues.

Aujourd'hui, le mystère est dévoilé.

Les couronnes des secondes dents sont également surmontées d'un champignon fongueux et charnu, qui ronge, détruit et absorbe les racines des dents de lait, à mesure que ces secondes dents avancent pour les remplacer.

La nature a donc merveilleusement organisé les mâchoires de façon à ce que les deux dentitions s'effectuent sans crises et sans souffrances.

Ce fait, d'une si haute importance, est acquis à la science : *ce ne sont pas les efforts des dents pour traverser les gencives qui causent les désordres.*

Mais alors, d'où proviennent donc ces accidents si redoutables à l'époque de la dentition?

Le Prurit de dentition.

Qui n'a observé qu'au moment de la formation des dents, et plus spécialement à l'époque de leur sortie, un grand nombre de nourrissons éprouvent dans les gencives une excitation, un agacement, un chatouillement particulier, que j'ai désigné sous le nom de *Prurit de dentition?*

Il est facile de démontrer que ce prurit est la cause déterminante de la souffrance et de la plupart des accidents si graves qui accompagnent la sortie des dents, ce qui d'ailleurs est aujourd'hui reconnu par les observateurs et les savants.

Il est essentiel de remarquer que c'est seulement après avoir longtemps promené, sans se plaindre, leurs doigts sur leurs gencives, que les enfants finissent par s'impatienter ; alors ils compriment convulsivement entre leurs mâchoires tous les corps étrangers dont ils peuvent s'emparer; ils se tournent, se retournent, s'agitent et se tordent en tous sens, reportant toujours leurs doigts à leur bouche, siége de l'excitation; puis ils jettent des cris furieux, mais de ces cris qu'un observateur attentif ne saurait confondre avec les gémissements et les lamentations arrachés par la douleur. Point de larmes, point de sanglots, rien que des accents de colère et de rage; ce sont des clameurs convulsives, absolument semblables à celles qui échapperaient à des personnes nerveuses soumises malgré elles à un chatouillement prolongé.

A dater du moment où le prurit de dentition a pris ce caractère, il devient la terreur de l'enfant; c'est pour lui un véritable supplice; la seule approche d'un accès suffit pour renouveler ses angoisses.

Voilà le motif des cris, presque incessants, que font entendre certains sujets durant la période de la dentition.

L'ébranlement nerveux qui résulte de cette excitation jette bientôt la perturbation dans toutes les fonctions vitales : le sommeil disparaît, l'appétit s'éteint, les digestions se dérangent, et les résultats inévitables de ces désordres sont: la fièvre, la diarrhée, les vomissements et les convulsions, souvent suivis d'étisie et de rachitisme, accompagnés d'une salivation opiniâtre.

Pour peu qu'on y réfléchisse, en effet, il n'est pas de constitution, si robuste qu'elle soit, qui résiste à un chatouillement prolongé; l'image seule d'un semblable tourment épouvante, et cependant c'est le tourment qu'endurent un très-grand nombre d'enfants à l'époque de la dentition. Peut-on s'étonner lorsqu'ils y succombent?

Pourquoi certains enfants franchissent-ils impunément et sans le moindre malaise la période dentaire, lorsque tant d'autres y laissent leur santé, et parfois leur vie?

C'est que les sujets peu nerveux, peu impressionnables et peu chatouilleux, si je puis m'exprimer ainsi, sont généralement à l'abri du prurit de dentition. Les organisations d'une nature opposée sont au contraire une proie à laquelle il s'attaque et se cramponne avec acharnement.

Notre célèbre médecin de l'hôpital des Enfants malades, le docteur Guersant père, a déclaré dans ses écrits que l'examen anatomique du corps d'un grand nombre d'enfants morts d'accidents causés par la dentition ne lui avait permis d'observer aucune lésion susceptible d'expliquer et de justifier un aussi funeste résultat, et il a reconnu qu'il était dû à l'*irritation dentaire.*

Notre regretté et savant maître le professeur Trousseau, dont les travaux font loi en pareille matière, a également observé que le principe de ces accidents ne pouvait être attribué qu'à un *trouble purement nerveux*, prenant sa source dans les mâchoires en travail.

Cette irritation dentaire, ce trouble nerveux, se trouvent suffisament justifiés par le *prurit de dentition.*

C'est aujourd'hui l'avis autour duquel se sont rangés tous ceux qui ont constaté qu'aussitôt que le prurit de dentition disparaît, tous les accidents consécutifs cèdent avec la plus grande facilité.

Mais il ne suffisait pas de savoir que le prurit de dentition était la cause principale des souffrances et des accidents de cette période si critique de la vie des enfants, l'essentiel était de reconnaître dans quelle partie des mâchoires cette sensation pernicieuse prenait naissance.

L'anatomie a alors enseigné que, dans l'état normal, les membranes de la bouche sont saines, fraîches et exemptes de toute trace d'inflammation ou d'irritation, tandis que, chez tous les enfants qui succombent aux accidents d'une dentition difficile, les gencives, et plus particulièrement les champignons charnus absorbants chargés d'ouvrir passage aux dents qu'ils recouvrent, sont toujours plus ou moins congestionnés, engorgés ou enflammés, parfois même violacés.

A dater de ce moment, le doute n'était plus permis, le prurit de dentition avait son siége dans les champignons absorbants et s'irradiait jusqu'aux gencives;

c'était bien évidemment là qu'il fallait le combattre.

Nous épargnerons au lecteur le détail des nombreuses expériences auxquelles nous nous sommes livré pour obtenir ce résultat.

Attaché à l'hôpital des Enfants malades, à l'hospice des Enfants trouvés, aux crèches du 1er arrondissement, nous étions bien placé pour faire une semblable étude.

La composition du sirop de dentition fut le fruit de nos recherches et répondit pleinement à notre attente.

A l'aide de cette préparation, employée en légères frictions sur les gencives, nous parvînmes à calmer presque instantanément, non-seulement les démangeaisons locales qui constituent le prurit de dentition, dont les nourrissons se trouvent si gravement tourmentés, mais nous eûmes la vive satisfaction de nous apercevoir que, dans la plupart des cas, ces simples frictions suffisaient pour dissiper des diarrhées, des vomissements et des convulsions qui résistaient opiniâtrément à tous les traitements, ainsi que la salivation, qui épuise les nourrissons.

C'est qu'en effet le sirop de dentition jouit de la propriété de rafraîchir les membranes sur lesquelles on l'applique : il rétablit la circulation et calme l'irritation et l'inflammation de ces membranes, ainsi que des champignons fongueux qu'elles recouvrent.

Il produit l'effet du cérat sur une plaie qui démange.

En un mot, c'est l'épine extraite qui cesse de réagir et d'exciter l'organisme.

Le Sirop de dentition.

Le sirop de dentition étant connu depuis bientôt vingt-cinq ans, il est inutile d'insister sur son efficacité.

Des médecins de premier ordre, après l'avoir introduit dans leur propre famille et avoir constaté que des enfants réduits au dernier degré du dépérissement renaissaient à la vie et à la santé sous sa bienfaisante influence, n'ont pas hésité à en être les plus ardents propagateurs.

La faveur dont il n'a cessé de jouir, et qui va en s'augmentant chaque jour, tient aux services rendus publiquement par cette préparation dans les hôpitaux et hospices d'enfants, dans les crèches et dans le sein de nombreuses familles, parmi lesquelles se trouve la famille impériale elle-même. Nous sommes heureux de constater que ce sirop n'est pas confondu avec les produits si nombreux de l'empirisme.

Il nous suffira donc de faire observer que le succès du sirop de dentition a tenté la cupidité de certains contrefacteurs, qui n'ont pas craint d'employer, pour leur coupable industrie, des substances avariées, acides, sophistiquées, et d'y mêler l'opium, la belladone et autres narcotiques dangereux à introduire dans la bouche des enfants.

D'autres, moins osés, ont présenté du sirop de safran purement et simplement, n'ayant aucune vertu, comme étant le sirop de dentition de Delabarre qui leur était demandé.

Signaler de semblables faits, c'est en faire justice.

Afin de prémunir les médecins et les mères de famille contre de semblables surprises, nous donnons ici la nomenclature des seules substances qui entrent dans la composition de notre sirop de dentition :

Suc des tamarins parfaitement mûrs et frais ;

Miel blanc, fin, bien purifié ;

Teinture de safran ;

Sirop d'orge ;

Sucre de vanille.

Le tout longtemps maceré, cuit et *préparé magistralement.*

Mode d'emploi.

Dès que l'on s'aperçoit qu'un enfant porte souvent à sa bouche ses doigts et les corps étrangers dont il peut s'emparer, il faut s'empresser de lui frictionner légèrement les gencives avec le petit doigt imprégné de sirop de dentition, et particulièrement aux endroits où l'on remarque qu'il porte les doigts avec le plus de persévérance.

Bien que la démangeaison ait cédé, il est prudent de continuer ces frictions, matin et soir, pendant tout le temps de la première dentition, afin d'entretenir la bouche en parfait état de santé et de fraîcheur et de prévenir toute rechute.

C'est le meilleur moyen de *préserver* les enfants en nourrice des accidents auxquels la dentition les expose.

Lorsqu'ils en sont atteints, et que la réaction du prurit de dentition détermine de la salivation, de la toux, des vomissements, de la diarrhée ou des convulsions, ces frictions sont bien autrement indiquées.

La composition du sirop de dentition permettant d'en faire sans crainte un emploi répété, on renouvellera les frictions autant de fois que les crises l'exigeront.

Parfois, afin de se soustraire aux tourments du prurit de dentition, les enfants se frottent les gencives de façon à les rendre tellement sensibles et douloureuses qu'il devient impossible d'y toucher. Dans ce cas, on se bornera à promener sur ces membranes un pinceau imbibé de sirop de dentition, au lieu de les frictionner, et l'on ne tardera pas à voir tous les accidents se dissiper.

Néanmoins, si, par suite d'une négligence coupable, les accidents se sont renouvelés assez fréquemment pour jeter la perturbation dans la constitution, et pour engendrer des altérations organiques plus ou moins profondes, on conçoit que les frictions gingivales ne suffiront plus, et qu'il faudra y adjoindre un traitement médical approprié à la nature de l'altération des organes.

Nous terminerons cette instruction en rappelant ce que nous avons déjà enseigné ailleurs (1), c'est qu'une alimentation vicieuse des nouveau-nés engendre de la congestion dans les mâchoires en travail,

(1) *Des Accidents de dentition chez les enfants en bas âge; moyens de les combattre et de les prévenir.* — Librairie Victor Masson, place de l'École-de-Médecine.

et devient une des principales causes du prurit de dentition et de ses conséquences.

On comprend aisément, en effet, que l'usage prématuré, chez les nourrissons, d'aliments en désaccord avec leurs besoins, c'est-à-dire trop abondants et trop substantiels, produit une surabondance de sang qui envahit les mâchoires en travail, occasionne de l'engorgement, de l'irritation, et finalement y engendre le prurit de dentition.

Il est donc essentiel de régler l'alimentation des nourrissons selon les indications si claires et si précises de la nature, sans jamais s'en écarter.

Il faut se rappeler que l'enfant vient au monde sans dents, que le sein de la mère est abondamment pourvu de lait, que l'enfant sait teter sans avoir appris : d'où il faut conclure que sa nourriture *exclusive* doit être le lait, jusqu'à ce que les dents apparaissent.

Il faut se souvenir que les dents ne sortent pas toutes ensemble, mais successivement, et qu'on ne peut augmenter ou varier l'alimentation qu'au fur et à mesure de la sortie de ces petits organes.

Enfin, chose admirable, les dents n'ont pas toutes la même *forme*, et c'est la *forme* des dents qui, à mesure qu'elles sortent, indique avec précision la nature des aliments dont on doit composer le régime progressif des enfants. On doit bien se garder de fortifier prématurément ce régime, sous peine de voir se développer les affections les plus graves, ainsi qu'il arrive toutes les fois que l'on veut s'écarter des lois de la nature.

Tels sont les préceptes à l'aide desquels on réussira à conserver la santé des enfants à l'époque de la dentition, et à leur assurer une constitution vigoureuse et robuste pour l'avenir (1).

Nous ne saurions trop engager les nourrices et les mères de famille à suivre *rigoureusement* les conseils contenus dans cet opuscule, et à les propager : elles éviteront aux enfants bien des souffrances et s'épargneront à elles-mêmes bien des chagrins.

(1) Dépôts généraux du *Sirop de dentition* du docteur DELABARRE :

Pharmacie Béral, 14, rue de la Paix, à Paris.

Pharmacie Dietrich, 4, rue Montmartre.

Et dans toutes les bonnes pharmacies de France et de l'Étranger.

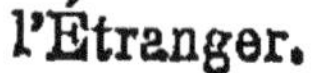

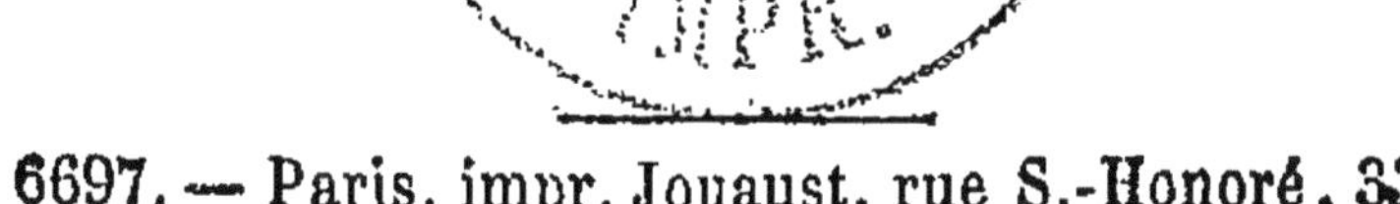

6697. — Paris, impr. Jouaust, rue S.-Honoré, 338.

www.ingramcontent.com/pod-product-compliance
Ingram Content Group UK Ltd.
Pitfield, Milton Keynes, MK11 3LW, UK
UKHW020528230726
13925UKWH00005B/2256